ÉTUDES

SUR LES

MALADIES DE L'OREILLE

PAR

LE Dr R. PHILIPEAUX (de Lyon)

Membre titulaire de la Société nationale de médecine,
Correspondant national de la Société de chirurgie de Paris,
Lauréat de l'Institut de France et de l'Académie de médecine de Paris,
de la Société de médecine de Bordeaux,
et de la Société des sciences médicales et naturelles de Bruxelles,
Ancien prosecteur adjoint à la Faculté de Montpellier,
Ancien interne des hôpitaux de Lyon, ancien chef de clinique chirurgicale
(service du professeur A. Bonnet),
Correspondant de plusieurs Sociétés savantes nationales et étrangères,
Chevalier de l'ordre des SS. Maurice et Lazare.

LYON

ASSOCIATION TYPOGRAPHIQUE

RIOTOR, RUE DE LA BARRE, 12

1875

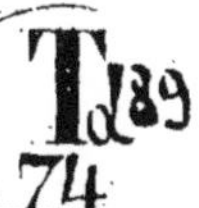

ÉTUDES

SUR LES

MALADIES DE L'OREILLE

ÉTUDES

SUR LES

MALADIES DE L'OREILLE

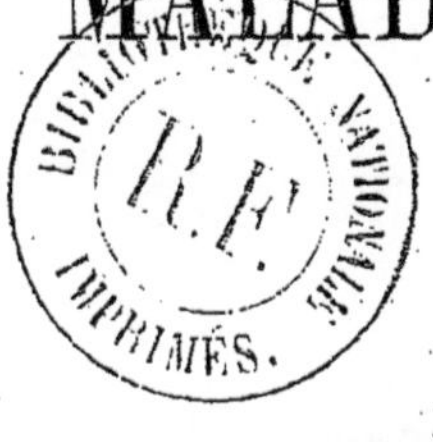

PAR

LE Dr R. PHILIPEAUX (de Lyon)

Membre titulaire de la Société nationale de médecine,
Correspondant national de la Société de chirurgie de Paris,
Lauréat de l'Institut de France et de l'Académie de médecine de Paris,
de la Société de médecine de Bordeaux,
et de la Société des sciences médicales et naturelles de Bruxelles,
Ancien prosecteur adjoint à la Faculté de Montpellier,
Ancien interne des hôpitaux de Lyon, ancien chef de clinique chirurgicale
(service du professeur A. Bonnet),
Correspondant de plusieurs Sociétés savantes nationales et étrangères,
Chevalier de l'ordre des SS. Maurice et Lazare.

LYON

ASSOCIATION TYPOGRAPHIQUE

RIOTOR, RUE DE LA BARRE, 12

1875

DES VERTIGES

ET DES SYMPTÔMES D'AFFECTIONS CÉRÉBRALES

CONSÉCUTIFS A

DES MALADIES DE L'APPAREIL AUDITIF

Il n'est pas rare d'observer des vertiges pendant le cours d'une maladie de l'appareil auditif. S'ils ne sont que la conséquence des lésions de l'oreille interne, ils ont reçu le nom de vertiges dus à la maladie de Ménière, parce que c'est cet auteur qui, le premier, a fait connaître le siége de ces symptômes.

S'ils sont liés à des obstructions de la trompe d'Eustache ou à des inflammations purulentes ou non de la caisse, nous les désignerons sous le terme générique de vertiges consécutifs à des lésions de l'oreille moyenne, et s'ils ne sont que la suite de corps étrangers ou de masses cérumineuses fixées sur le tympan, nous les nommerons vertiges consécutifs à des maladies du conduit auditif externe.

Il y a donc trois espèces de vertiges, vu leur cause et afférant chacun à une des trois parties de l'appareil auditif.

Nous pourrions les désigner tous les trois sous le nom de vertiges *ab aure læsa*. Mais comme ces vertiges sont de nature diverse, et que le traitement de l'un est très-différent de l'autre, nous allons donc succinctement traiter de chaque espèce en particulier.

Commençons par les vertiges consécutifs à des lésions de l'oreille interne ou maladie de Ménière.

Article Ier. — *Des vertiges et des symptômes d'affections cérébrales consécutifs à des maladies de l'oreille interne ou maladie de Ménière.*

Il y a quelques années, alors que nous ne connaissions presque rien des maladies du fond ou de l'intérieur du globe oculaire, on avait inventé pour couvrir notre ignorance le mot vague d'amaurose, indiquant une maladie nerveuse le plus souvent incurable ; et l'on croyait avoir tout dit en répétant ce jeu de mots d'un oculiste célèbre, Ventzel, et renouvelé par un spirituel professeur de la Faculté de médecine de Paris, M. Malgaigne : « L'amaurose est une maladie où le malade n'y voit rien et le médecin pas davantage. » Partant de là, la plupart de nous ne faisaient rien pour combattre cette infirmité, et ceux qui croyaient y voir plus clair que les autres conseillaient ou les toniques si la perte de la vue leur paraissait dépendre de la faiblesse des nerfs, ou les antiphlogistiques s'ils avaient affaire à un malade fort, robuste et vigoureux.

Il en était de même pour ce qui regarde les maladies de l'oreille interne. Partant de ce principe que les lésions de cette partie profonde du conduit auditif ne sont pas accessibles à nos sens, on ne se donnait pas la peine de les étudier, et l'on couvrait son ignorance par un mot qui remplissait ici l'office de cheville : quand on avait examiné le conduit auditif et l'orifice extérieur de la trompe d'Eustache, et qu'on n'y avait pu découvrir d'altération capable de nous guider dans ce dédale, on accusait une paralysie du nerf auditif et l'on plaçait aussitôt après, à côté d'elle, le mot incurable. Ne se donnant pas même la peine d'étudier un peu sérieusement le mal, on déclarait l'oreille perdue, ou bien l'on faisait, pour ne pas décourager le malade, des traitements tellement divers et étranges, qu'ils hurlaient, la plupart du temps, passez-moi le mot, de se trouver associés ensemble.

Aujourd'hui que, grâce à l'ophthalmoscopie, on reconnaît les lésions matérielles de la rétine ; que les altérations de la choroïde sont bien connues, de même que celles du corps vitré et de la partie postérieure de l'iris, le mot si vague d'amaurose qui englobait toutes ces lésions tend de plus en plus à disparaître du cadre nosologique.

Il en est de même de la surdité nerveuse ou paralytique. Grâce à nos moyens d'investigations, à des réflecteurs puissants, à des expériences sur les animaux et sur le cadavre, nous commençons à voir un peu plus clair dans les lésions de l'appareil auditif, et les surdités dites nerveuses deviennent de plus en plus rares et se rencontrent surtout dans la bouche des médecins faciles à contenter.

Qu'on se rappelle seulement les nombreuses affections du sexe féminin qu'on désignait autrefois et en partie encore aujourd'hui sous le nom d'affections nerveuses, dont une observation minutieuse nous a montré le siége et les lésions anatomiques dans la matrice ou dans les ovaires et qui, considérées autrefois comme incurables, cèdent très-bien aujourd'hui à un traitement local et général bien institué. On a malheureusement l'habitude de traiter de nerveuses non-seulement les maladies que l'on ne connaissait pas, mais aussi celles contre lesquelles nous sommes habituellement impuissants.

On peut juger de l'influence que peut avoir sur la fréquence du diagnostic « surdité nerveuse » le degré d'instruction du médecin, en considérant les phases par lesquelles a passé Kramer (de Berlin), le médecin auriste le plus célèbre de notre époque. Il y a peu de temps encore, ce praticien regardait la plupart des maladies de l'oreille comme nerveuses, aussi avait-il imaginé de pratiquer des insufflations d'éther dans tous les cas où il n'y avait aucune lésion dans le conduit auditif externe. Selon lui, plus de cinquante pour cent des surdités appartenaient à cette classe. Aujourd'hui, grâce à l'étude attentive de l'anatomie pathologique, aux enseignements de laquelle il faut toujours se rendre à la longue, et vu ses nombreux insuccès, il admet que le nombre des surdités nerveuses n'est en réalité que de quatre par mille. (*Otriatique du temps actuel*, Berlin, 1861.)

Anciennement tous les vertiges étaient dus à des névroses, à des épilepsies, à des affections de l'estomac, à des anémies, et surtout à des lésions matérielles du cerveau. Depuis le commencement de ce siècle la science progressant, une grande partie de ces symptômes dits cérébraux furent attribués à une altération matérielle du cervelet, et ensuite par Burggræve (de Gand), à une action réflexe du nerf auditif sur le pont de Varole.

C'est à un Français, à un auriste des plus célèbres, à Ménière, que l'on doit les premières recherches sur les vertiges consécutifs à des lésions de l'oreille interne, du labyrinthe proprement dit.

En effet, ce savant, aussi versé dans l'art de bien écrire que dans celui de bien penser, appela l'attention du monde médical, en 1861, sur une forme de surdité grave, apparaissant avec des symptômes de vertiges, rapportés jusqu'à ce jour à une lésion de l'encéphale, et n'étant que la conséquence d'une lésion matérielle ayant son siége dans le labyrinthe et les canaux semi-circulaires. Cette découverte, d'autant plus précieuse qu'elle permettait de ne plus martyriser inutilement par des sétons et des moxas de pauvres individus atteints de prétendues maladies de l'encéphale, alors qu'ils n'avaient qu'une simple lésion de l'oreille interne, prouve une fois de plus, soit dit en passant, que nous autres Français, nous serions aussi capables dans les spécialités que MM. les Allemands, si des hommes jeunes, intelligents, actifs et laborieux voulaient bien consacrer chaque jour une partie de leur loisir à approfondir des sujets spéciaux.

Quoi qu'il en soit, Ménière, s'appuyant sur les belles expériences de Flourens qui, dès 1824, avait reconnu sur les animaux que la section des canaux semi-circulaires produisait la surdité, des vertiges et des mouvements incoordonnés dans la marche, Ménière, dis-je, eut l'occasion d'observer, sur l'homme, plusieurs cas de cette nature; il publia plusieurs mémoires sur ce sujet et formula, dans une note lue à l'Académie de médecine, les conclusions suivantes qui ont servi de point de départ à de nombreux travaux acccomplis depuis sur cette matière par Hillairet, Trousseau, Kœliker, Voltolini, Knapp en Amérique, Brenner, Duplay, Charcot, Swanky, Brown-Sequard, Bonnafont, Bertrand et Voury ; travaux fort importants et dont nous ferons connaître le résultat dans le cours de ce mémoire.

Voici donc les conclusions de Ménière :

« 1° Un appareil auditif, jusque-là parfaitement sain, peut devenir tout à coup le siége de troubles fonctionnels tels que bourdonnements continus ou intermittents, s'accompagnant bientôt d'une diminution plus ou moins grande de l'audition.

2° Ces troubles fonctionnels ayant leur siége dans l'oreille interne peuvent donner lieu à des accidents réputés céré-braux, tels que vertiges, étourdissements, marche incertaine, tournoiement, chute. De plus ils sont accompagnés de nau-sées, de vomissements et d'un état syncopal.

3° Ces accidents, qui ont la forme intermittente et sans fièvre, ne tardent pas à être suivis d'une surdité de plus en plus grave, et souvent l'ouïe est subitement et complètement abolie.

4° Tout porte à croire que la lésion matérielle qui est la cause de ces troubles fonctionnels réside dans les canaux semi-circulaires. »

On a bien dit qu'Itard, en 1825, avait publié une obser-vation que nous considérons aujourd'hui comme une maladie de Ménière, mais il avait regardé cette surdité comme symptomatique et dépendante d'une affection du cerveau.

Saissy a bien fait mention (*Essai sur les maladies de l'o-reille*, 1827) de symptômes qui accompagnent l'otite labyrin-thique, et a publié deux nécropsies où il aurait trouvé un épanchement de matière plastique et un épaississement de la membrane tapissant les canaux semi-circulaires. Triquet (*Leçons cliniques sur les maladies des oreilles*) prétend bien avoir observé, en 1849, des lésions de l'oreille interne ana-logues à celles de Ménière ; mais dans son mémoire, si l'on trouve une autopsie qui fait connaître des altérations con-sistant en stries membraneuses et serrées sur la membrane qui tapisse les canaux semi-circulaires, il n'est question dans

l'observation de la femme qu'il rapporte et morte de périto-
nite que d'une surdité grave, mais *pas de vertiges.*

Burggræve, en 1841, en donnant la relation d'accidents sur-
venus brusquement sur lui-même dans le cours d'une otite
purulente, et consistant en balancement de la tête, marche
incertaine, nausées, vomissements, bourdonnements, s'était
bien rapproché de la question ; mais ces vertiges se rappor-
taient à une maladie de l'oreille moyenne, et d'ailleurs il
pensait qu'il fallait attribuer tous ces phénomènes à une
métastase de l'affection de l'oreille sur le pont de Varole.

C'est donc, à n'en pas douter, Ménière qui a montré le
premier la relation constante entre une lésion du labyrinthe
et des troubles nerveux cérébraux que tout le monde avant
lui rapportait, soit à des congestions apoplectiformes, soit à
l'épilepsie, soit à des vertiges stomacaux, soit au début de
maladies graves de l'encéphale.

On a prétendu aussi que Ménière n'avait tenu aucun
compte des travaux déjà publiés ; c'est une erreur qu'il importe de rectifier. Non-seulement il s'était appuyé sur les
recherches de Flourens, mais il avait cité les idées de ses de-
vanciers, pour bien démontrer la différence qu'il y avait
entre elles et les siennes. Il savait, du reste, très-bien que la
filiation de nos propres idées est rarement indépendante de
quelques germes étrangers, et qu'il n'appartient qu'à l'ignorance ou à la sottise de répudier la solidarité des intelli-
gences dans les progrès de la science.

Et comme s'il est dit que l'homme ne doit pas longtemps
jouir ici-bas du fruit de ses découvertes, ce travail, qui fondait
à jamais la véritable réputation scientifique de Ménière, tout
en devenant le point de départ de travaux destinés à faire
reconnaître enfin *pendant la vie* les lésions matérielles de
l'oreille interne, ce travail, dis-je, fut pour lui le chant du
cygne. Comme naguère notre si estimé et si regretté Amédée
Bonnet, il ne tarda pas à descendre dans la tombe, au moment où ses recherches étaient acceptées et corroborées par
les travaux du monde scientifique, en emportant l'estime et
le vif regret de ses amis et des hommes pour qui la science

est le culte vénéré, l'objectif privilégié de toute leur vie.

En quoi donc consiste, cliniquement parlant, la maladie dite de Ménière ? Voici, en peu de mots, sa symptomatologie :

Un malade bien portant, d'ailleurs, sent tout à coup ou successivement des bourdonnements, des bruits de cascade, de rivière dans les oreilles ; il est pris subitement de vertiges, sa démarche est mal assurée et chancelante comme celle d'un alcoolique ; enfin, il trébuche et tombe. Il ne perd pas connaissance, retenez bien ce signe, mais il est faible et il a de la peine pour se relever. Il reste pâle, couvert d'une sueur froide, sa vue est légèrement troublée, les objets tournent autour de lui, parfois ils se balancent et flottent devant ses yeux. Tout son corps est pris quelquefois d'un tournoiement de valse. Au milieu de tous ces troubles, le nombre des inspirations n'a pas varié, non plus que celui des pulsations du pouls, et la température est restée normale ; puis le calme arrive au bout d'un temps généralement court ; le malade revient à la santé, mais il s'aperçoit bientôt que son ouïe est très-affaiblie, quelquefois il ne peut percevoir que certains sons, et son oreille est le siége de bruits étranges ; il croit entendre parfois un orchestre, tantôt le son d'une cloche, le bruissement d'une cascade, d'autres fois le sifflet d'une locomotive. Si alors on fait l'examen de l'appareil auditif externe ou moyen on ne constatera rien d'anormal. Une nouvelle attaque surviendra, les accès, d'abord rares, deviendront plus intenses, se rapprocheront de plus en plus et *toujours à ce moment les bourdonnements auront une intensité plus grande.* La maladie continuant, les accès deviendront plus fréquents, le malade n'aura plus un moment de répit, la surdité deviendra complète et quelquefois les malades arriveront au lamentable état dans lequel se trouvait naguère, à la Salpêtrière, la femme dont M. Charcot a retracé la maladie et dont voici en peu de mots l'observation :

Obs. I. — L..., femme de la Salpêtrière. Dès l'âge de dix-sept ans, des douleurs qui souvent l'empêchaient de dormir se firent sentir dans son oreille gauche, d'où s'écoulait un mélange de sang et de pus, puis vinrent les vertiges qui d'abord rares et peu intenses s'accentuaient de jour en jour. Étant assise elle éprouvait tout à coup des bourdonnements d'oreille, et aussitôt il lui semblait que sa chaise se brisait sous elle ; elle poussait des cris, se levait vivement et tout était fini. Aujourd'hui elle porte sur le visage un profond effarement. Si on donne une impulsion à son lit, elle se cramponne en proie à un état vertigineux continuel; elle éprouve en outre la sensation d'un brusque mouvement de translation dont le seul indice extérieur est un tressaillement. Cette hallucination motrice, qui peut être un sentiment de culbute ou de rotation, est suivie d'anxiété, de pâleur, sueur froide, nausées et vomissements dans la plupart des cas. Il y a toujours une sensation de sifflement dans les oreilles, surtout à gauche, et ce sifflement augmente d'intensité un peu avant les accès. Il y a un affaiblissement considérable de l'ouïe.

Mais il ne suffit pas de retracer les symptômes d'une maladie de l'oreille interne, en rapportant un grand nombre de faits, il fallait surtout démontrer par l'autopsie la lésion locale et la corrélation existante entre elle et les signes observés pendant la vie. C'est ce que fit le premier Ménière en publiant l'observation qui suit :

OBS. II. — Une jeune fille ayant ses règles voyagea la nuit sur l'impériale d'un diligence et se refroidit ; elle fut atteinte subitement de surdité complète, de vertiges continuels, de vomissements à chaque tentative de mouvement et mourut enfin le cinquième jour.

Autopsie : cerveau et moelle parfaitement sains, pas de lésions pathologiques dans l'oreille externe et moyenne, mais une exsudation de lymphe plastique rougeâtre (exsudation sanguine) dans les canaux semi-circulaires. Rien dans le vestibule ni le limaçon.

La seconde observation, suivie de nécropsie, fut fournie par Politzer. (*Lésions du labyrinthe*, ARCH. F. OHNENH. II, pages 13, 88 et 89.)

Obs. III. — Un homme, au milieu de la santé la plus parfaite, fit une chute sur la partie postérieure de la tête. Peu après il fut pris de symptômes apoplectiformes analogues à ceux que nous avons fait connaître dans la symptomatologie de la maladie dite de Ménière ou *ab aure læsa;* l'ouïe était complètement perdue, et l'examen des organes de l'audition ne révélait absolument rien d'anormal.

Cet homme succomba à une méningite purulente, et à l'autopsie on trouva une fissure de la base de l'occipital s'étendant à travers les deux pyramides pétreuses et le vestibule jusqu'à la paroi interne du tympan qui cependant n'était pas fendu. Le labyrinthe droit étant plein de sang coagulé et très-peu altéré, ses parties membraneuses étaient ramollies. Le labyrinthe gauche étant plein de pus sanguinolent, les parties molles étaient détruites par la suppuration.

Obs. IV. — Voltolini publia ensuite le fait suivant dans lequel les canaux semi-circulaires furent trouvés gorgés de sang. (*Voltolini*, Monalchr. f. ohnen, 1869, p. 108.)

Un soldat reçut un morceau de bois à la tempe gauche et tomba immédiatement sans connaissance. Au bout de quelques minutes il revint à lui, mais il était chancelant et fut emporté dans son lit; il eut des vomissements, se plaignit de douleurs de tête, de vertiges et était devenu complètement sourd. Il n'y avait ni écoulement de sang par les oreilles, ni paralysie. Deux jours plus tard il fut pris d'un délire qui persista jusqu'à sa mort survenue le troisième jour de l'accident. L'autopsie fait constater un diastasis des temporaux, de l'occipal et du sphénoïde, avec de la méningite purulente. Chaque pyramide est traversée par une fissure qui paraît se continuer avec celle du côté opposé, sans cependant intéresser la base du crâne; la caisse du tympan gauche et les canaux semi-circulaires étaient gorgés de sang.

Le cinquième fait de nécropsie connu jusqu'à ce jour est dû à Jos. Gruber (*Lehrbruch der ohnen heilkunde*, Wienn, 1870, page 647). Dans ce cas l'autopsie révéla une hypérémie considérable du labyrinthe membraneux qui paraissait très-épaissi, le liquide du labyrinthe était abondant et sanguinolent

Obs. V. — J'ai eu quatre fois occasion d'observer des soldats syphilitiques qui, après un refroidissement, devinrent subitement sourds; ils eurent des accès de vertiges, en guérirent, mais restèrent tout à fait sourds, en dépit des traitements employés. L'un d'eux mourut du typhus peu après le début de son affection de l'oreille. A l'autopsie on trouva une hypérémie considérable de la caisse du tympan et du labyrinthe membraneux qui paraissait très-épaissi, le liquide du labyrinthe était abondant et sanguinolent.

Enfin, MM. Reynal et Vulpian firent connaître à la Société de biologie (*Comptes-rendus* 1862) la curieuse observation suivante :

Obs. VI. — Étourdi par un violent coup de bec reçu sur la tête, un coq avait présenté des phénomènes de vertiges tels que la chute de la tête en avant, rotation sur lui-même de gauche à droite lorsqu'il voulait marcher. Il mourut le lendemain après le début de ces accidents, et l'on put constater une nécrose d'une grande portion du temporal droit. Seule la partie de cet os où siégent les canaux semi-circulaires était isolée par une membrane de nouvelle formation et il fut impossible de retrouver trace des canaux semi-circulaires du côté droit.

Voilà donc une des maladies de ce dédale que l'on nomme le labyrinthe, non-seulement constatée, reconnue à l'autopsie, mais ayant des caractères propres et des symptômes qui peuvent la faire reconnaître pendant la vie.

Ainsi se trouvent aujourd'hui, grâce à Ménière et aux progrès de la science, *complètement erronées* ces quelques lignes que Rau *a soulignées* dans son *Manuel d'otologie*, page 266 :

« Nous ne possédons aucun fait qui prouve sans réplique que le labyrinthe puisse devenir le siége d'une phleg-masie primitive. L'enseignement clinique, dit-il, est égale-ment muet sur ce point, car nous ne possédons pas de données diagnostiques sur les affections du labyrinthe ; nous devons nous borner le plus souvent à établir un diagnostic probable en procédant par exclusion et en nous basant sur des données générales. Au surplus, l'analyse chimique, quand il s'agit d'organes qui échappent à notre examen direct, ne peut acquérir de certitude que lorsqu'elle a subi l'influence de l'investigation nécroscopique. »

Aujourd'hui, les observations fournies par différents au-teurs français, anglais, américains et allemands sont nom-breuses ; on en compte jusqu'à ce jour le nombre remar-quable de vingt, consignées dans les thèses de Voury et de Bertrand, Paris, 1874.

Cette maladie peut être primitive, consécutive à des affections rhumatismales et syphilitiques, comme Graber l'a observé, à des exanthèmes, à l'état puerpéral, et peut sur-venir par une cause traumatique. Dans ce dernier cas il y a eu fracture du rocher, lésions des canaux semi-circulaires, extravasation de sang et inflammation de la membrane la-byrinthique.

A propos du vertige il y aurait à étudier : 1° la titubation, vertige dans lequel les malades tombent d'arrière en avant ; c'est celui, au dire de M. Charcot, que l'on rencontre le plus souvent dans la maladie de Ménière ; 2° la vacillation dans laquelle on tombe de côté. Bertrand, dans sa thèse, en a cité cinq exemples ; et enfin la rotation dans laquelle on tourne en cercle ; et à propos de ce dernier vertige, il y aurait aussi à rechercher si le malade tourne du côté de la lésion, comme Trousseau semblait le croire, ou du côté opposé à la lésion, comme MM. Hillairet et Knapp en ont fourni chacun une observation. Mais comme il me faudrait entrer ici dans de longues explications physiologiques, qui ont été d'ailleurs données par l'Autrichien Brenner, par Trousseau, et surtout par Goltz, qui a une théorie des plus originales pour expliquer, par la compression de certaines branches du nerf auditif, les troubles de l'équilibre, et enfin par Helmoltz qui fait dépendre de l'épanouissement des filets du nerf auditif dans les lames spirales du limaçon la compréhension des sens musicaux. Tout cela demanderait une perte de temps que je ne puis ni ne veux infliger à mes lecteurs.

L'action réflexe admise par le plus grand nombre des auteurs, servant à expliquer les vertiges, devrait aussi être étudiée longuement ; elle a été mise en évidence par Flourens, Brown-Sequard et Vulpian ; mais, tandis que M. Vulpian la croit être la conséquence de l'incitation périphérique du nerf auditif, Brown-Sequard conclut à sa détermination par les lésions de l'appareil auditif, et M. Duplay par des congestions rapides et soudaines du sac membraneux, congestions qui peuvent être sanguines ou séreuses.

Craignant de captiver trop longtemps mes lecteurs, je passe sous silence tous ces aperçus physiologiques aussi curieux qu'intéressants, pour aborder de suite le côté pratique de la question, le diagnostic de cette étrange maladie, me réservant à la fin de mon travail de donner le diagnostic différentiel de tous les vertiges en général, épileptiques, stomacaux, anémiques, encéphaliques, et celui de la maladie de Ménière, et ceux de l'oreille moyenne et externe.

Ce sujet mérite votre sérieuse attention, puisse-t-il vous intéresser et être digne de contribuer à vous éclairer afin que vous ne puissiez pas vous trouver dans le cas de ces médecins d'une ville de province, qui eurent une très-vive discussion avec un de leurs confrères qui avait osé diagnostiquer une maladie de Ménière chez un malade vu par lui en consultation avec eux. M. Charcot, pris pour juge, trancha la question en faveur de ce dernier, en leur retraçant d'une manière complète les signes de diagnostic que je vais vous faire maintenant connaître.

La maladie de Ménière est une affection caractérisée par de la surdité, des bourdonnements et des attaques de vertiges ordinairement accompagnées de troubles graves de l'équilibre, d'état syncopal, de nausées et de vomissements, accidents nerveux que la plupart des physiologistes attribuent à des phénomènes d'actions réflexes, et d'autres à une pression sur le liquide labyrinthique.

Par suite, dès qu'un malade aura des bruits de cascade ou autre dans les oreilles, et une diminution progressive de l'ouïe, avec *des vertiges* de date récente, *et sans perte de connaissance*, il faudra penser à la maladie de Ménière, et mieux à une altération de l'appareil auditif. Les troubles de l'équilibre seront fort à noter, car c'est la titubation qui se produit par la culbute en avant ou le recul qu'on observe le plus souvent dans cette étrange maladie; dans aucune autre il n'est si accentué ni si constant. Dans l'intervalle des accès l'appétit est conservé, la santé est bonne, la pâleur que l'on trouve dans d'autres vertiges est dans ces cas de courte durée, et elle n'est jamais remplacée par une rougeur intense, et les sueurs accompagnent toujours les accès, ce qui est très-rare dans les autres vertiges ; enfin, le malade ne perd jamais connaissance.

La maladie de Ménière marche par attaque, ne compromet pas en général l'existence, à moins qu'elle ne soit de cause traumatique et se termine toujours par une complète surdité ; les vertiges deviennent de plus en plus fréquents, L'intervalle qui les sépare varie entre quelques jours, plusieurs semaines, plusieurs mois, un an et même plus. Pendant ce temps la santé générale est bonne et les malades n'ont d'autres incommodités que leur surdité et leurs bourdonnements.

Peu à peu les vertiges augmentent et disparaissent tout à fait lorsque la surdité est devenue complète. M. le professeur Charcot cite à ce sujet l'observation d'un malade qui fut guéri de ses vertiges, mais qui devint tellement sourd que, bien qu'il demeure à l'extrémité du Champ-de-Mars, à Paris, il n'a rien entendu le jour de l'explosion de la poudrière de l'avenue Rap, qui fit tant de victimes, et qui fut la cause de l'écroulement de tant de maisons.

Le traitement de la maladie de Ménière proprement dite est encore dans l'enfance, les auteurs ont tour à tour essayé sans succès, et suivant les cas, tantôt les émissions san-

guines, d'autres fois les toniques, les révulsifs, les bromures
de potassium ou autres, l'application de pointes de fer derrière l'apophyse mastoïde, l'hydrothérapie, tout a échoué. Si
quelques médications ont produit des semblants d'amélioration, elles n'ont été que passagères et ne méritent pas de
nous occuper plus longtemps ; aussi il est bon de prévenir
les malades de l'incurabilité de cette maladie, afin que par
des remèdes inutiles ils ne détruisent pas leur santé.

C'est sans doute cruel que de dire à un homme malade
que ses vertiges disparaîtront et que sa surdité ira toujours
en augmentant ; mais ce serait le tromper et même lui être
bien nuisible que de lui promettre un résultat de l'emploi de
certains remèdes, dont la non-efficacité le plongerait ensuite
dans une profonde mélancolie.

Ne vaut-il pas mieux alors lui rappeler ce précepte si souvent méconnu, et mis en évidence la première fois par l'il-
lustre Bacon, aussi grand médecin que philosophe, dans son
ouvrage sur la dignité et l'accroissement des sciences, à
savoir qu'il faut que l'homme, ne pouvant mieux faire, accom-
mode pour vivre longtemps et aussi heureux que possible,
sa vie à ses *infirmités* et non ses *infirmités* à sa *vie*.

Cependant M. le docteur Ladreit de la Charrière (*Annales
des maladies des oreilles*, page 41, 1875) cite l'observation
d'un malade atteint d'une surdité avec vertiges, chez lequel
il semble avoir obtenu une amélioration par l'administration
de l'iodure de potassium combiné à des purgatifs.

C'est en constatant l'inutilité de tous ces traitements et en
attribuant les vertiges non à l'état réflexe, mais à la pression intra-auriculaire produite par une plus grande quantité
de fluide labyrinthique que l'Américain Knapp propose le
traitement suivant : « Si j'étais sûr, dit-il, du rôle que joue
dans le dévelopement des vertiges la pression auriculaire,
on pourrait peut-être trouver le moyen de pénétrer dans la
cavité labyrinthique pour donner issue à une portion de la
périlymphe. »

ARTICLE II. — *Des vertiges et des symptômes d'affections cérébrales consécutifs à des maladies de l'oreille moyenne.*

Dans le courant d'une maladie de l'oreille moyenne, dans l'obstruction de la trompe d'Eustache, ou dans les otites purulentes et subaiguës de la caisse, il n'est pas rare de voir survenir des vertiges parfaitement caractérisés et des symptômes d'affections cérébrales. Comme aucun auteur n'a spécialement appelé jusqu'ici l'attention sur ce sujet, on me permettra de combler cette lacune en produisant des observations que j'ai recueillies dansma pratique ou qui sont éparses dans les livres ou écrits des savants qui s'occupent d'otologie.

OBS. I. — Une demoiselle de 19 ans vint me consulter il y a un an ; elle avait une suppuration de la caisse avec déchirure du tympan du côté droit, datant de plusieurs années. Si l'ouverture tympanique venait à se fermer par du pus desséché, la collection purulente située dans l'intérieur de l'oreille moyenne, pressant sur les membranes labyrinthiques, produisait alors des vertiges tellement forts que cette demoiselle était parfois obligée de s'appuyer pour ne pas tomber. Il y avait aussi une grande surdité avec bruits insolites de cascade. Tous ces vertiges cessaient pendant un certain temps, dès qu'une injection d'eau tiède désobstruait l'ouverture tympanique et permettait au pus de s'écouler au dehors.

Je traitai cette suppuration de l'intérieur de la caisse par des injections de teinture d'iode plus ou moins chargées et ensuite par des injections au sulfate de cuivre associées à une médication générale, telle que l'huile de foie de morue térébenthinée, les bains sulfureux et les dépuratifs. Ce traitement continué longtemps me permit de tarir la suppuration de la caisse. Si la surdité ne put être vaincue (il y avait destruction partielle du tympan), elle fut du moins notablement améliorée. Mais ce que j'obtins, à la grande satisfaction de la malade, ce fut la complète guérison de ses vertiges

et de ses tournoiements, symptômes qui la fatiguaient
tant.

Obs. II. — Je soigne dans ce moment un brave capitaine
de gendarmerie en retraite, qui avait de la surdité et de très-
forts vertiges suite d'une obstruction de la trompe d'Eustache. Il m'a suffi de désobstruer ce conduit à l'aide de
sondes en gomme élastique pour faire cesser complètement
ses vertiges. Sa surdité est bien moindre, et par ce que j'ai
déjà obtenu, j'espère la guérir complètement à l'aide des
vapeurs iodées, ammoniacales, etc., unies à un traitement
général.

Toynbee, trop prématurément enlevé à la science, et qui a
le mieux étudié les inflammations de la caisse et du tympan,
a recueilli dans sa pratique deux observations de vertiges
suite de maladie de la caisse et dignes du plus grand
intérêt.

Obs. III. — Il s'agit d'une inflammation chronique de la
muqueuse tympanique sans perforation de la membrane du
tympan ; vertiges, etc.

M. C..., 27 ans, me consulta le 15 février 1857 : elle me ra-
conta que pendant quatre mois elle avait eu de temps à autre
une sensation de picotements dans l'oreille droite, avec bourdonnements, surdité, vertiges, sensation de tournoiements
et céphalalgie du côté droit. Ces derniers jours, elle a éprouvé
des battements dans l'oreille, accompagnés de violentes douleurs et suivis d'otorrhée. Chaque fois qu'elle respire par le
nez elle dit qu'elle entend un bruit de crépitation dans
l'oreille, et que l'ouïe devient meilleure pendant une mi-
nute ou deux. Après un écoulement abondant elle entend
également mieux.

A l'examen, la surface du méat apparaît rouge, dé-
pouillée de son épiderme, et sécrétant un fluide muco-puru-
lent. Membrane tympanique opaque, surtout à la partie inférieure ; trompe perméable ; faculté auditive beaucoup

diminuée. Jugeant que j'avais affaire à un cas d'inflammation chronique de la muqueuse tympanique, avec accumulation de mucus à la partie inférieure de la caisse, et que l'irritation du méat n'était que le retentissement de cette inflammation, je fis appliquer des sangsues au-dessous du pavillon, et des vésicatoires en arrière de cet organe. Sous l'influence de ce traitement, les symptômes cérébraux diminuèrent considérablement, et l'ouïe devint bien meilleure. Le 12 mai, la malade éprouva une nouvelle crise de violente otalgie à droite, la douleur s'irradiant dans la tête et vers le front. Le 17, elle empira beaucoup et demeura sans connaissance pendant quelques heures. Vésicatoires à la nuque, que l'on entretint pendant plusieurs semaines ; à l'intérieur, calomel à petites doses jusqu'à production de sensibilité aux gencives. L'acuité des symptômes tomba rapidement, ce qui n'empêcha pas d'entretenir la révulsion pendant une longue période, puis l'on administra de l'iodure de potassium et de la salsepareille. Cette médication fit disparaître complètement les symptômes d'irritation cérébrale et la faculté auditive en fut singulièrement améliorée.

Bien qu'il soit difficile de déterminer d'une manière positive l'existence d'une accumulation de mucus dans la cavité tympanique, l'historique, les symptômes du cas, et l'état particulier de la membrane du tympan, qu'on dirait avoir été soumise à l'ébullition, comme cela se remarquait alors, surtout à la partie inférieure, me permirent peu de douter de l'existence d'une collection de mucosités ; il est même probable que la seconde attaque résultait de l'irritation produite par la pression de cette collection sur le labyrinthe. Peut-être aurait-on obtenu un soulagement plus rapide, en évacuant le mucus à l'aide de la paracentèse de la membrane du tympan ; mais je savais parfaitement, par des opérations antérieures, combien il est difficile de maintenir l'ouverture béante, en l'absence même de toute aggravation considérable de l'inflammation du fait de l'opération. La règle qu'il importe de bien se rappeler, c'est d'entretenir la contre-irritation assez longtemps pour amener la résorption des produits sécrétés et pour en tarir la source en entravant l'action inflammatoire.

Voilà donc une observation d'inflammation chronique de la caisse provoquant des vertiges. Comme il est assez difficile de s'assurer positivement de l'existence d'une collection de pus dans la cavité tympanique, Toynbee en indique le principal signe dans l'opacité et dans l'aspect particulier de la membrane du tympan qui paraît avoir été soumise à l'ébullition. De plus, le bruit de gargouillement produit par l'entrée de l'air dans la caisse par la trompe d'Eustache en pratiquant l'expérience de Valsalva, prouve tout au moins qu'il y a une quantité considérable de liquide dans l'oreille moyenne.

Le second fait, emprunté à Toynbee, tout en constatant la présence de vertiges suite d'une maladie de l'oreille moyenne, prouve encore mon assertion.

Obs. IV. — (Catarrhe chronique de la muqueuse tympanique, vertiges et symptômes d'irritation cérébrale). — Middleton, 14 ans, fut admise dans mon service au dispensaire de S.-George et de S.-James, en décembre 1849. A eu la rougeole à l'âge de quatre ans; depuis cette époque elle a éprouvé de violentes douleurs dans les deux oreilles et sur le devant de la tête, accompagnées de battements et de fréquentes attaques de vertiges, surtout lorsqu'elle marche vite. Elle a eu aussi parfois du délire et à un degré très-violent. Les symptômes cérébraux se sont beaucoup aggravés depuis la cessation de l'écoulement, qui date de neuf mois.

A l'examen, la membrane tympanique de l'oreille droite est très-blanche, présente des dépressions partielles. Distance de l'audition, avec la montre, 0^m,012.

Oreille gauche : Membrane tympanique d'un blanc laiteux; distance de l'audition comme de l'autre côté. L'air pénètre dans chacune des cavités tympaniques, pendant l'expiration exécutée les narines et la bouche fermées, et produit un bruit de gargouillement.

Traitement : Frictions à la nuque avec l'onguent épispastique, à l'aide duquel on obtient un écoulement constant pendant plus d'un mois ; à l'intérieur, médicaments toniques. Peu à peu, les symptômes cérébraux cessèrent, les vertiges disparurent pendant plusieurs jours ; ils reparurent de temps en temps, mais moins forts et de courte durée. Au bout de deux mois, l'amélioration était telle que la malade put se placer comme fille de service.

La cinquième observation a été fournie par Burggraeve (de Gand). C'est la narration de sa propre maladie.

Obs. V. — Pendant le cours d'une otite purulente de l'oreille moyenne, ce célèbre chirurgien fut pris de vertiges, balancement de la tête ; la marche devint incertaine. Les nausées, les vomissements et les bourdonnements joints à une surdité assez prononcée, rien ne manqua au cortége des symptômes que nous avons indiqués à propos du vertige produit par le mal de Ménière. Ce confrère guérit de son otite. Sa surdité et ses bourdonnements disparurent, de même que les vertiges qui l'avaient tant incommodé.

Obs. VI. — Hillairet rapporte l'histoire d'un homme qui, affecté depuis quelque temps d'un écoulement de l'oreille droite, avait été pris subitement de [tous les phénomènes décrits par Ménière. Ces symptômes qui semblaient liés à la suppression de l'écoulement du pus produit par des végétations ayant leur racine dans la cavité, diminuèrent après l'ablation de ces végétations ; l'écoulement se tarit et tout phénomène nerveux cessa. Le malade examiné un mois après ne présentait plus aucun accident ; mais l'ouïe du côté droit était à peu près abolie.

Obs. VII (fait emprunté à Brenner). — Un sellier de cinquante-deux ans, d'une bonne santé habituelle, se plaint, en 1857, de catarrhe de l'oreille et de dureté de l'ouïe ; quelque temps après il commence à souffrir d'un léger vertige revenant chaque matin de temps en temps ; le vertige s'accompagne de nausées. Pas de bruits dans les oreilles. Les symptômes disparurent graduellement, mais l'ouïe du côté gauche resta troublée. Depuis l'année dernière (1870) le malade a des bruits dans les oreilles, jusqu'à ces trois derniers mois, l'ouïe était assez bonne ; depuis cette époque, lorsqu'il travaille il a une violente attaque de vertige. Des attaques semblables, accompagnées de nausées, de vomissements, de sueurs froides sur le front, se répètent chaque semaine et toutes les fois que le malade fait un travail pénible. Chaque attaque dure de une à deux heures, puis disparaît ; après cela le malade reste affaibli tout le jour. Depuis la première attaque l'ouïe est considérablement troublée ; à l'examen, 12 septembre 1873, on constata une dureté de l'ouïe des deux côtés et l'obstruction de la trompe d'Eustache à gauche.

Obs. VIII (citée par Brenner). — Une jeune fille de la campagne, âgée de quatorze ans, forte et vigoureuse, que l'auteur traitait pour un catarrhe chronique de l'oreille, est prise tout à coup, pendant l'application d'une douche d'eau, d'une hémiplégie gauche et d'un violent vertige, mais sans perte de sentiment. L'hémiplégie disparaît au bout d'un quart d'heure, et la malade peut regagner sa demeure distante au moins de deux milles.

Voici donc des vertiges produits par différentes lésions de l'oreille moyenne. Je pourrais y ajouter encore ces nombreux cas de vertiges que l'on observe à la suite des injections d'eau froide dans l'intérieur de l'oreille moyenne, le tympan étant lésé ; mais j'en ai assez fourni d'exemples pour porter la conviction dans l'esprit des lecteurs.

On saisit tout de suite l'importance qu'il y a de distinguer les vertiges dus à une maladie du labyrinthe d'avec ceux qui ne sont que la suite d'une lésion de l'oreille myenne ou de l'obstruction de la trompe d'Eustache. Autant les premiers, ceux dus à une maladie de Ménière, sont jusqu'ici incurables, autant les autres (j'en ai fourni assez de preuves) peuvent céder à un traitement rationnel de la lésion locale de l'oreille moyenne qui leur a donné naissance.

C'est précisément cet englobement de tous les vertiges de l'appareil auditif, sous le terme générique de symptômes dus à la maladie de Ménière, qui a trompé jusqu'ici les praticiens en leur faisant croire qu'ils avaient dans certains cas guéri des maladies du labyrinthe, alors qu'ils n'avaient eu réellement affaire qu'à des vertiges dus à une affection de l'oreille moyenne et même à de simples obstructions de la trompe d'Eustache, et qui ont cédé à des traitements particuliers et appropriés.

Il resterait maintenant une question importante à résoudre : les lésions de l'oreille moyenne ne peuvent-elles pas, par propagation, attaquer le labyrinthe et donner naissance à une maladie de Ménière qui ne serait ici que consécutive à celle de la caisse ? Je réponds par la négative, parce que j'ai prouvé dans plusieurs mémoires , que les maladies de la caisse ne se transmettent pas au labyrinthe, et que ce que l'on prenait alors pour maladies de l'appareil auditif interne n'était que des compressions sur cette partie de l'oreille par les lésions des autres parties. J'ai péremptoirement établi ce fait en me fondant sur l'embryologie, l'anatomie, la physiologie, la pathologie, la clinique et les nécropsies. S'il m'était permis de revenir sur ce sujet je pourrais m'étayer encore sur les faits consignés dans l'ouvrage de Toynbee, mais cela m'écarterait de mon sujet, qui est du reste assez important pour mériter toute l'attention de mes lecteurs.

ARTICLE III. — *Des vertiges et autres affections cérébrales consécutifs à la présence de corps étrangers ou de simples masses cérumineuses situées dans le conduit auditif externe.*

Jusqu'ici l'idée n'était pas venue au plus grand nombre des médecins que des vertiges ou autres affections cérébrales pussent être la conséquence de corps étrangers ou de simples bouchons de cérumen situés dans le conduit auditif externe.

Ils considéraient ces symptômes cérébraux comme apparenant à une affection nerveuse, à l'hypocondrie, à une maladie de l'estomac ou à une lésion matérielle cérébrale.

Quelques-uns, qui avaient eu connaissance des beaux travaux de Ménière sur les vertiges suite de lésions de l'oreille interne, les rattachaient à ce genre d'affections.

Quoi qu'il en soit, la science n'étant pas encore fixée sur ce fait, si commun, mais si peu connu, on soumettait, et on continue encore à le faire aujourd'hui, les malades, comme on le verra dans plusieurs des observations qui vont suivre, aux traitements généraux les plus énergiques et les plus variés, depuis les eaux minérales, les tisanes dépuratives, les purgatifs, les révulsifs, jusqu'au séton ou moxa, alors qu'un simple examen du conduit auditif aurait suffi pour faire reconnaître la véritable cause du mal et pour prescrire un traitement rationnel non nuisible ni douloureux au malade, et instantanément curatif.

Ce sujet si simple en apparence mérite donc, par sa nouveauté et son but pratique, la sérieuse attention des hommes de l'art.

La première fois que j'eus à traiter des vertiges dus à la présence de cérumen dans les conduits auditifs, n'ayant jamais porté mon attention sur ce fait, je fis une grave erreur de diagnostic, qui fut très-préjuciable à mon malade, comme on le verra par le fait suivant :

Obs. I. — Il s'agissait d'un industriel très-intelligent et fort connu à Lyon. A l'âge de soixante-dix ans, jouissant d'ailleurs d'une bonne santé, mais d'un tempérament nerveux, il fut pris d'une légère dureté d'ouïe et de bourdonnements, et bientôt après de vertiges, qu'il attribua à son grand âge ; ces vertiges devinrent de plus en plus forts et fréquents. Ils acquirent une telle intensité qu'un soir, en se rendant chez lui, il tomba sur un des trottoirs de la place de Bellecour. On le transporta à sa demeure, et à mon arrivée je crus, d'après les renseignements fournis (il ne m'avait pas même indiqué sa dureté d'oreille) à une affection cérébrale.

J'étais d'autant plus porté à établir un pareil diagnostic, que mon malade se plaignait depuis quelque temps d'un serrement des tempes, de douleurs sourdes dans la tête et d'une pression sur le cerveau.

Me rappelant ensuite que cet homme avait abusé du coït après soixante ans, époque à laquelle, suivant les entretiens familiers de Sydenham, « l'homme, pour vivre longtemps, doit ouvrir sa cave pour se fortifier, et fermer ses culottes pour ne pas se détruire » ; je conclus qu'il s'agissait, dans ce cas, de vertiges consécutifs à une congestion cérébrale ou à un commencement de ramollissement du cerveau. Dans ce but je prescrivis des purgatifs capables de congestionner les vaisseaux hémorrhoïdaux, tels que l'aloès et ses succédanés. Un vésicatoire fut placé à la nuque et une potion contenant douze gouttes de la teinture d'arnica fut administrée par cuillerée à bouche dans la journée. Le repos au lit fut prescrit et l'appartement fut ventilé (nous étions au gros de l'été) afin que la chaleur ne vînt pas ajouter une cause de congestion de plus à celle qui était présumée exister déjà.

Comme le malade ne prit pas de vertiges pendant cinq à six jours qu'il garda le lit, je crus avoir enrayé le mal, et je m'estimais fort heureux d'une médication si active.

Le cinquième jour de l'accident, mon malade se sentant bien, se leva et se rendit dans son cabinet à toilette ; il remua violemment la tête pour se laver la figure, et aussitôt il fût pris de pressions sur les tempes, de pesanteurs de tête, et un vertige survint qui l'obligea à se tenir des deux mains à son lavabo pour ne pas tomber. Appelé auprès de lui, je crus qu'il s'agissait, comme la première fois, de la même lésion cérébrale, je prescrivis les mêmes remèdes auxquels je joignis l'application de douze sangsues à l'anus.

Trois jours après je m'aperçus que mon malade était très-dur d'oreille. Je fus intrigué de ce symptôme et je crus alors qu'il devait y avoir nécessairement une congestion à la base du cerveau.

Partant des idées que je vous ai développées, il y a quelques années, sur la non-perception des battements de la montre appliquée sur les parois du temporal dans les cas de congestion du cerveau, j'appliquai alors ma montre sur le devant de l'oreille, après avoir fermé hermétiquement l'orifice du conduit auditif externe, et quel ne fut pas mon étonnement en constatant que mon malade entendait parfaitement les bruits de cet instrument; je conclus alors que je pouvais m'être trompé sur la nature du vertige et de la surdité, et que je devais en trouver la cause non dans le cerveau, mais dans l'intérieur de l'oreille. Dans ce but j'examinai avec attention les conduits auditifs et je les trouvai remplis profondément d'une masse cérumineuse; à l'aide d'une forte seringue j'injectai un liquide dissolvant par excellence, la décoction de bourgeons de sapins; et, après des efforts renouvelés, je pus extraire de ces deux conduits deux tampons de cérumen.

La surdité disparut aussitôt, et ce qui m'étonna le plus, c'est que les vertiges, les pressions sur les tempes, les pesanteurs de tête cessèrent complètement sans que j'eusse besoin de recourir à aucune autre médication.

Depuis lors, voici bientôt six ans, mon malade n'a jamais eu de vertiges et se porte aussi bien qu'un homme puisse le désirer à l'âge de soixante-seize ans.

Ce fait, si curieux et si intéressant par rapport à la série d'idées qui nous occupe dans ce moment, me fit sérieusement réfléchir sur les vertiges et autres affections cérébrales consécutifs à la présence de corps étrangers dans les conduits auditifs, et je résolus de rechercher dans les ouvrages si je ne pouvais pas trouver des faits analogues.

Voici le résultat de mes recherches patientes et minutieuses.

OBS. II. — Boyer (*Maladies chirurgicales*, tome VI, p. 10) cite une observation d'épilepsie chez une jeune fille, qui fut guérie par l'extraction d'une boule de verre ayant séjourné inaperçue dans un de ses conduits auditifs pendant huit ans.

OBS. III. — Vilde (*Aural surgery*, p. 326, Londres, 1855) signale aussi un fait d'épilepsie avec surdité dépendant de la présence dans le conduit auditif externe d'un corps étranger, et qui guérit par l'extraction de celui-ci.

OBS. IV. — Ravaton (*Chirurgie*, tome Ier, p. 283, observation 28) rapporte que, s'étant endormi un jour à la campagne, il fut réveillé par une douleur qui alla en augmentant et arriva à ce point de déterminer le délire et de mettre la vie en danger. On le guérit en extrayant du conduit auditif un perce-oreille.

Obs. V. — Fabrice de Hilden (3ᵐᵉ centurie) cite le fait d'un paysan qui, s'étant endormi dans un fossé, fut pris de douleurs de tête tellement violentes, qu'elles ne lui laissaient pas un instant de repos. Fabrice de Hilden reconnut que ces douleurs étaient causées par un grillon qui s'était introduit dans le conduit auditif ; il fit cesser ces symptômes cérébraux en enlevant ce grillon profondément placé, avec un instrument qui figure une espèce de hameçon fixé au bout d'une tige de bois.

Obs. VI. — Arnold (*Anatomie de l'oreille*, p. 21) rapporte le cas d'une jeune fille qui souffrait depuis longtemps d'une toux violente avec expectoration, vomissements fréquents, vertiges et amaigrissement rapide. Tous les moyens internes employés restèrent sans résultat. Un examen attentif fit reconnaître qu'il existait dans chaque conduit un haricot que l'enfant y avait introduit en jouant depuis longtemps déjà. Leur extraction pénible fut accompagnée de violentes quintes de toux et d'éternuements répétés, mais ces accidents cessèrent bientôt et l'enfant ne tarda pas à se rétablir avec l'intégrité complète de son ouïe.

Les symptômes généraux que déterminent les corps étrangers profondément placés dans les conduits auditifs peuvent donc paraître la conséquence d'affections fort graves du cerveau, puisqu'il y a parfois, comme on vient de le voir, des douleurs vives et fort aiguës dans cet organe. Dans d'autres faits qui vont suivre, on a même observé non-seulement des vertiges, mais du délire, du coma et même quelquefois de véritables léthargies.

Obs. VII. — Bertrand de Méry (*Bulletin de l'Académie de médecine*, t. ix, p. 311) cite le fait d'une jeune fille presque mourante lorsqu'il fut appelé près d'elle. Elle était étendue comme morte, immobile, dans une léthargie complète, et sans un peu de respiration qui sortait encore de sa bouche, elle eût passé pour morte. Comme on avait dit à Bertrand que cette jeune fille avait accusé des douleurs violentes dans l'oreille, il eut la curiosité d'y regarder et y reconnut un amas de vers blancs. Quelques injections furent pratiquées et la malade fut aussitôt totalement débarrassée de ses corps étrangers et surtout de sa léthargie.

Obs. VIII. — Sabathier *(Traité de médecine opératoire)* cite un fait de maladie cérébrale où la mort a été la consé-quence de la présence d'un corps étranger fixé sur le tympan.

Obs. IX. — Toynbee *(Aural surgery)* rapporte qu'un ma-lade était tourmenté par une violente toux rebelle à tous les traitements, et qui céda dès que l'on eut extrait du conduit auditif des fragments d'os nécrosé.

Obs. X. — M. Bonnenfant (thèse pour le doctorat, Paris, 1874, p. 51) emprunte au même auteur anglais l'observation d'une femme de 45 ans, atteinte de vertiges très-violents, l'obligeant à se tenir continuellement dans la station hori-zontale, la faisant chanceler et tomber si elle voulait marcher et l'empêchant même de serrer les objets qu'elle tenait à la main. Cette femme fut guérie par l'extraction de masses cérumineuses pressant sur la membrane du tympan.

Obs. XI.— Dans la dernière édition des œuvres de Toynbee (traduction française de Darin, Paris, 1875), il est question, p. 58, d'un homme de 50 ans, ayant des vertiges, de la cépha-lalgie et de l'impossibilité de marcher droit, et qui fut ins-tantanément guéri par l'extraction d'un amas de tabac que cet homme s'était introduit longtemps avant dans le conduit auditif pour calmer une névralgie dentaire.

Obs. XII. — Triquet *(Traité des maladies des oreilles,* p. 162) fait connaître l'observation d'un homme de 72 ans, qui avait des tampons de cérumen dans les conduits auditifs produisant un embarras dans la tête, une véritable cépha-lalgie et tous les signes d'une congestion cérébrale, et qu'il fit aussitôt cesser par l'extraction de ces corps étrangers à l'aide d'une curette.

Obs. XIII. — X..., lymphatico-nerveux, bonne santé. Il eut une otalgie, suivie d'un écoulement de pus par l'oreille droite. Après avoir mis de la créosote qui suspendit l'écoulement, M. Hillairet constata l'existence d'un polype. Mais alors survinrent de la céphalalgie, des tournoiements de tête, une tendance à s'incliner du côté de l'oreille malade. On remarqua de l'affaiblissement de la mémoire et de l'intelligence. Quand il n'y avait pas d'écoulement, les accès étaient presque quotidiens. On enleva les bourgeons charnus et le pus s'écoula au dehors. On appliqua de la teinture d'iode, les phénomènes nerveux disparurent et le malade guérit. (Bertrand, *loco cit.*, p. 16.)

Obs. XIV. — M. Bertrand (*loco citato*) rapporte aussi l'observation d'un marin qui se présenta à la clinique de M. Tillaux et qui avait des vertiges, de l'impossibilité de se tenir debout et une grande surdité.

Ces vertiges et la surdité disparurent avec l'extraction d'un amas de pus situé dans le conduit auditif externe du côté gauche.

Obs. XV. — Enfin M. Tillaux, au dire encore de M. Bertrand, eut à traiter, en 1874, un jeune homme de 28 ans, qui depuis un an avait des vertiges et de la surdité, maladie qui fut traitée comme une affection générale du cerveau, puis comme une véritable maladie de Ménière, et guérit fort bien dès que ce chirurgien eut reconnu et extrait un tampon de cérumen situé dans le conduit auditif gauche.

J'en étais là de mes recherches lorsque le fait suivant vint s'offrir à mon examen :

Obs. XVI. — On conduisit il y a quelques jours de Paris à mon cabinet un enfant de huit ans qui était sourd depuis longtemps des deux oreilles. Il avait des bourdonnements très-pénibles à supporter. D'un tempérament nerveux, cet enfant, irritable, était d'une constitution fort délicate.

La mère de ce malade me prévint qu'il avait eu plusieurs fois des convulsions et surtout des vertiges, des douleurs et des serrements de tête, que son médecin avait attribués à une maladie encéphalique ou à une affection vermineuse, et qu'il avait été assez heureux de faire cesser plusieurs fois en administrant des purgatifs dits anti-vermineux.

Le médecin, en présence de ces symptômes généraux graves et de la surdité, craignant donc une affection cérébrale, avait fortement recommandé de ne jamais faire traiter localement la surdité, de crainte d'aggraver la maladie cérébrale dont était menacé ce jeune malade, et dont la surdité n'était que la conséquence.

Il avait été porté à établir ce diagnostic de la surdité, parce qu'il avait traité sans succès cette cophose par les moyens ordinaires, tels que des vésicatoires placés à la nuque et des injections émollientes faites avec une petite seringue dans les conduits auditifs. Rien n'étant sorti de ces conduits pendant ces injections continuées sans relâche durant un mois, il avait cru l'oreille parfaitement nette et avait attribué la cause à l'effet.

J'examinai alors fort attentivement les conduits auditifs et avec la plus grande prudence, et je constatai au fond de ces conduits deux tampons de cérumen solidement fixés sur le tympan.

Je prévins la mère que les pesanteurs de tête et les vertiges qu'accusait cet enfant ne tenaient qu'à l'accumulation de cérumen sur les tympans, et qu'il fallait l'enlever à l'aide d'un jet d'eau tiède lancé dans les conduits auditifs au moyen d'une très-forte seringue.

La mère ne voulut point consentir d'abord d'abord à ce qu'on touchât aux oreilles de son fils. Cependant, après lui avoir fait connaître un fait analogue à celui de son fils, elle se décida à me laisser extraire ces corps étrangers, et du moment que je les eus enlevés, la surdité disparut en très-grande partie, et cet enfant n'a pas eu depuis des vertiges ni des maux de tête.

Fort de ces résultats, je compulsai l'ouvrage de M. de Trœltsch et j'y trouvai l'observation si intéressante que voici :

Obs. XVII. — Un homme âgé sort la nuit du cabaret où il venait de montrer dans la conversation sa vivacité habituelle. En route, il se heurte contre le timon d'une voiture maladroitement placée ; la force du choc le renverse à terre ; il tombe sur le pavé. Il croit être resté un quart d'heure environ privé de sentiments ; il ne sait pas au juste s'il doit mettre sa perte de connaissance sur le compte de sa chute ou sur celui des nombreuses libations auxquelles il s'était livré ; mais il déclare qu'avant son accident il avait déjà la vue un peu troublée. Rentré chez lui tout seul, il passe une très-bonne nuit ; mais il s'aperçoit le lendemain, en même temps que son entourage, qu'il est devenu presque entièrement sourd. Le médecin appelé auprès du malade croit pouvoir attribuer cette surdité subite à la chute de la veille. Il appelle l'attention de la famille sur la gravité du cas, en disant qu'il s'agissait au moins d'une commotion cérébrale, peut-être même d'une hémorrhagie de cet organe. Le patient, qui, d'ailleurs, se porte très-bien, est mis à la diète : on le ventouse, on le purge, et, quelques jours plus tard, on lui applique un séton ; la surdité reste la même ; mais ses forces physiques et son intelligence baissent de jour en jour. Au bout de quelques mois on me l'amène. Après avoir écouté l'histoire de sa maladie, j'examine les oreilles et je trouve les deux conduits auditifs bouchés par du cérumen, que je fais ramollir et que j'enlève à force d'injections. Immédiatement le malade, recouvrant parfaitement l'ouïe, se trouve non-seulement guéri de sa surdité, mais aussi de la mélancolie qui l'avait envahi depuis sa prétendue commotion cérébrale.

Cette curieuse observation ne devait pas être passée sous silence. Vous l'aurez toujours présente à votre mémoire lorsque vous verrez des malades présentant un symptôme quelconque qui pourrait même de loin être rapporté à une affection de l'oreille. Vous vous mettrez aussi à la place de ce pauvre malheureux, tourmenté par la surdité, la mélancolie et le séton, et qui a guéri si rapidement par l'ablation instantanée du cérumen dans ses oreilles.

Mettez-vous aussi à la place de ce confrère si capable, d'ailleurs, au moment où médecin et malade ont eu connaissance de la véritable nature de la prétendue affection cérébrale !!!

Supposez maintenant que quelques jours après l'application du séton, une cause quelconque eût déplacé les bouchons de cérumen que cet homme portait dans les conduits auditifs, de façon à ce qu'ils ne fermassent plus hermétiquement ces conduits, comme cela est arrivé dans ma première observation; supposez aussi qu'un de ces médecins empiriques, comme il y en a tant, lui eût préalablement fait pour électriser son oreille plusieurs instillations d'eau chaude capable de dissoudre ces corps étrangers ou ces bouchons de cérumen, ou bien que l'on eût introduit dans les conduits auditifs la fameuse huile de ce Maurice Mène, si vantée par certains médecins industriels, et qui n'est autre que de l'huile d'amandes douces colorée, ou soit de l'éther sulfurique, comme l'a conseillé M^he Cléret, et qui malheureusement a eu du retentissement jusque sur les bancs de l'Institut, tous remèdes et moyens susceptibles de dissoudre ou de ramollir le cérumen durci, on n'aurait pas manqué alors de citer, à grand renfort de publicité, cette observation comme une nouvelle preuve de l'efficacité de ces médications dans la surdité nerveuse et même dans celle dite cérébrale ou incurable.

Des dix-sept observations qui précèdent, il demeure donc parfaitement établi que de prétendues maladies cérébrales ou nerveuses, des vertiges ou des pesanteurs de tête avec céphalalgie, ne sont souvent que la conséquence de corps étrangers ou des amas de cérumen fixés ou exerçant une pression sur le tympan.

Si les cas de cette nature ne sont pas encore plus nombreux dans la science, cela tient au défaut d'observations bien prises, et à ce que les maladies des oreilles, délaissées par la plupart des médecins, les vertiges simulant des maladies de l'encéphale sont rapportés à des causes tout à fait opposées à la nature du mal. Mes deux observations, celle de M. de Trœltsch et plusieurs autres confirment pleinement ma manière de voir à ce sujet.

De petites quantités de cérumen ne peuvent provoquer des accidents cérébraux que lorsqu'elles forment dans le conduit auditif une cloison qui, quoique mince, en obstrue complètement la lumière ou lorsque, par un hasard quelconque, un fragment placé directement sur la membrane du tympan la comprime et l'irrite.

Mais, en général, les accumulations de cérumen ou un corps étranger ne provoquent de pareilles manifestations morbides que lorsqu'ils ont bouché profondément le conduit. On voit aussi des malades venir consulter pour la surdité d'une oreille produite par un bouchon de cérumen, présenter dans le conduit auditif une accumulation de cette matière tellement considérable, que c'est à peine s'il reste une légère fente entre elle et la paroi du canal.

Mais si la présence de corps insolites dans le conduit auditif externe ne produit dans le plus grand nombre des cas qu'une surdité et des bourdonnements plus ou moins variés ou à la longue des lésions locales, telles que l'irritation et l'épaisissement de la membrane du tympan, la destruction de la muqueuse et la carie même des os, comme Toynbee, Vilde et de Trœltsch en ont fourni des exemples, il est des cas dans lesquels des tampons de cérumen et tous les autres corps étrangers, outre la surdité, occasionnent de fortes démangeaisons, une sensation désagréable de plénitude et de pesanteur dans la tête, des serrements des tempes, des douleurs cérébrales profondes, continues ou intermittentes et des vertiges, symptômes qui se trouvent être aussi l'apanage des névroses, des maladies de l'estomac, de l'oreille interne ou des lésions cérébrales, telles que les apoplexies, les congestions passives ou lentes, les ramollissements cérébraux commençants.

Dans les cas qui nous occupent, les bourdonnements sont plutôt des tintements d'oreille, des sifflements ; les malades croient entendre des bruits de cascade et une espèce de frottement particulier dont ils rapportent le siége parfois au cerveau.

Le bourdonnement s'explique alors par le passage de l'air à travers les ouvertures étroites qui existent encore entre les concrétions cérumineuses, les corps étrangers et les parois du conduit auditif; on peut les comparer au bruit que fait l'air en passant à travers les fentes d'une fenêtre ou d'une porte mal close.

A quoi tiennent ces vertiges et les autres symptômes de maladies cérébrales? Comment peut-on expliquer leur présence?

Sont-ils dus à une action réflexe ou à une simple pression exercée par les corps étrangers sur la membrane du tympan?

S'ils étaient dus à une action réflexe, toutes les masses cérumineuses devraient les produire, ce qui n'est pas.

Pour moi, ces symptômes qui simulent des maladies graves ne sont que la conséquence de la pression exercée par eux sur la membrane du tympan, pression qui se transmet à la chaîne des osselets et surtout à l'étrier, et, de là, à la fenêtre ovale et, par son intermédiaire, au liquide labyrinthique.

La fenêtre ovale n'est pas, comme on le croit généralement, une simple ouverture percée dans la paroi postérieure de la caisse; elle a une certaine profondeur; elle possède son encadrement comme une véritable fenêtre, encadrement qui est rempli en majeure partie par la base de l'étrier; elle est fermée du côté du labyrinthe par le périoste labyrinthique qui la recouvre et forme ainsi la membrane de la fenêtre ovale à laquelle est soudée la partie moyenne de la base de l'étrier; mais comme celle-ci est plus petite que la fenêtre, la périphérie de la membrane, libre dans une certaine étendue et très-faible, forme un petit cercle autour de l'étrier; ce cercle peut se ramollir sous l'influence d'une inflammation. Toynbee en a cité des exemples. De là des luxations spontanées de ce petit os sous l'influence de la pression exercée par un corps étranger sur le tympan.

De là aussi l'explication raisonnée de ces luxations de l'é-

trier que m'avait demandée, en souriant, un de mes collègues,
fort intelligent, du reste, croyant, sans doute, que la science
ne pouvait répondre à une question fort juste et qui paraît,
au premier abord, inabordable.

Cette explication des vertiges dus à la pression sur le tympan par des bouchons de cérumen ou autres corps étrangers,
est tellement vraie, qu'il y a des personnes à qui il suffit
d'introduire le doigt un peu profondément dans le conduit
auditif, de façon à ce que toute la colonne d'air qu'il renferme
soit refoulée contre la membrane tympanique pour qu'immédiatement elles éprouvent des vertiges et quelquefois des
nausées.

Si la pression sur le tympan n'existe pas, les malades,
comme je l'ai dit plus haut, n'éprouvent aucun symptôme
cérébral.

Il n'est pas même rare de voir des individus qui portent,
pendant deux, trois et même dix ans, des corps étrangers et
des amas de cérumen dans les conduits auditifs, sans être
sujets à des symptômes encéphaliques.

Il est encore des cas où des corps étrangers produisant des
vertiges se déplacent par le mouvement forcé de la tête ; ne
pressant plus alors sur la membrane du tympan, comme on
l'a vu dans ma première observation, les symptômes cérébraux cessent pour n'apparaître que lorsque de nouveaux
mouvements de tête viennent coller le cérumen ou le corps
étranger sur la membrane tympanique.

Tels sont les faits que j'ai pu jusqu'ici recueillir sur ce
sujet non encore exploré et leur explication raisonnée.

Je serais fort heureux si ces recherches pouvaient stimuler
le zèle scientifique de quelques-uns de mes confrères.

J'applaudirais alors vivement à leur labeur et à la constance
de leurs efforts pour être vraiment utile à ces êtres si malheureux de ne pouvoir entendre et que l'on traite d'une manière
si opposée à leurs maux, et pour ensuite éclairer la science,
et, par suite, la vérité.

Article IV. — *Du diagnostic différentiel des vertiges en
général et des vertiges consécutifs aux maladies de
l'appareil auditif.*

Puisque j'ai, dans les articles précédents, traité des vertiges consécutifs aux maladies de l'oreille interne, moyenne
et externe, il me reste à établir le diagnostic différentiel des
vertiges que l'on constate dans d'autres maladies et qui peuvent être attribués à des affections de l'appareil auditif, et,
cela fait, d'indiquer les signes particuliers qui permettent de
reconnaître les vertiges spéciaux aux maladies de chaque
partie de l'oreille. Mais avant d'aborder ce sujet si difficile,
qu'il me soit permis, pour rendre plus clair ce que je vais
dire, de prendre pour point de départ les vertiges consécutifs à des maladies du labyrinthe, et d'indiquer comment
des praticiens de talent et non spécialistes les ont reconnus
au lit du malade.

Pour cela je n'ai qu'à ouvrir la *Clinique* du si regretté
professeur Trousseau, et j'y trouve, tome III, page 58, l'observation suivante :

Obs. I. — Une femme était affectée d'une surdité presque
complète, et chaque fois que pour l'interroger on parlait un
peu trop fort, sa figure exprimait une vive souffrance, et elle
accusait de grandes douleurs dans la tête, des bruits insuppor-
tables dans les oreilles, en même temps qu'elle était atteinte
de vertiges. Puis elle prenait sa tête entre ses deux mains
comme pour se soustraire à tout bruit extérieur. Tout lui
semblait tourner autour d'elle, et si, lorqu'elle était debout,
on élevait un peu trop la voix en lui parlant, elle saisissait
les barreaux de son lit pour ne pas tomber à terre. Elle nous
racontait que, depuis longtemps, sans cause appréciable, elle
avait été prise de vertiges qui avaient augmenté de jour en
jour, à ce point qu'elle ne pouvait plus aller seule dans les
rues, parce que le bruit des voitures lui était insupportable

et lui donnait le vertige ; elle racontait de plus que souvent elle se sentait poussée de *gauche à droite*, et que sur les trottoirs, elle avait grand soin de prendre toujours la droite dans la crainte de tomber sur la chaussée. Remarquez que la surdité était surtout prononcée du côté *droit*, et que c'était aussi de ce côté que l'impression du bruit était douloureuse. Souvent la malade avait des nausées et de l'inappétence, bien qu'elle fût absolument sans fièvre et que sa langue n'indiquât aucun embarras gastrique. Il n'y avait pas d'amaigrissement notable, jamais il n'y avait eu de troubles dans les sécrétions hépatique et rénale; le flux cataménial était normal. Ces vertiges dépendaient donc d'une affection de l'appareil auditif ; les bourdonnements d'oreille presque continuels, la surdité presque complète, l'exaspération des bourdonnements et de la douleur toutes les fois qu'on faisait du bruit près de la malade, témoignaient en faveur de cette opinion.

En examinant le conduit auditif externe on voyait que la membrane du tympan était déprimée vers son centre et présentait en ce point un enfoncement que Triquet attribue à la soudure des osselets de l'ouïe ; mais cette dépression du tympan, qui indiquait une ancienne phlegmasie de l'oreille moyenne, n'existait que du côté droit et établissait une contiguité douloureuse entre la membrane du tympan et la fenêtre ovale.

Chez cette malade, il n'y avait jamais eu de perte de connaissance, jamais de convulsions ni de paralysie, l'intelligence était intacte. Il n'était donc guère possible de s'arrêter à l'hypothèse d'une lésion cérébrale ou cérébelleuse, la vue était bonne et jamais il n'y avait eu de strabisme. Mais, en rapprochant d'une part les expériences de MM. Flourens, Brown-Sequard et Vulpian, sur les canaux semi-circulaires, et les conclusions du mémoire de Ménière, et d'autre part les symptômes éprouvés par notre malade, à savoir : la surdité, les bourdonnements d'oreille, la propulsion à droite et les vertiges, il était naturel de penser que les canaux semi-circulaires étaient le siége d'une altération qui rendait compte

de tous les symptômes que nous avions notés. De plus, la
lésion du labyrinthe, bien qu'existant des deux côtés, était
plus marquée du côté droit, puisque la douleur était plus
intense de ce côté, et que la propulsion avait lieu de *gauche
à droite*.

Voilà donc un professeur, des plus habiles sans doute,
mais qui n'a pas fait d'études spéciales sur les maladies des
oreilles, et qui a diagnostiqué sûrement cette lésion aussi
bien que Ménière.

Mais il est des cas, j'en conviens, fort difficiles à reconnaître. Les vertiges consécutifs aux lésions de l'oreille
peuvent être pris pour des symptômes de maladies cérébrales
et même pour des affections stomacales, etc. En voici la
preuve :

Obs. II. — Ce fait a trait à des vertiges produits par une
maladie de l'oreille interne et attribués à une congestion
cérébrale. (Voury, page 48.)

Tout récemment, M. le docteur Laboulbène, agrégé de la
Faculté, dit M. Ménière, nous appelle en consultation, M. le
professeur Trousseau et moi, pour voir un malade venant du
Midi. Ce monsieur encore jeune, petit, brun et très-nerveux,
avait ressenti à plusieurs reprises des attaques subites de
vertiges avec nausées et vomissements. Les médecins, té-
moins de ces accidents, les avaient considérés comme dépendant d'une congestion cérébrale, et les avaient combattus par
des saignées, des sangsues, des purgatifs ; mais la répétition
des mêmes symptômes avait rendu le diagnostic douteux, et
comme le malade constatait que l'audition, bonne jusque-là,
s'affaiblissait, que les oreilles étaient pleines de bruit, que
la démarche était chancelante, il vint à Paris et nous fûmes
à même de constater l'intégrité parfaite de toutes les parties
accessibles de l'appareil auditif.

Le malade, fort bien portant, du reste, éprouvait tout à
coup comme un temps d'arrêt dans l'action cérébrale. Mar-
chant sur le boulevard, il se sentait défaillir, tout tournait
autour de lui, des nausées survenaient, la face était pâle, la

sueur perlait sur son front, il fallait s'appuyer contre un mur, un arbre, afin de prévenir une chute imminente, et ces troubles fonctionnels ne duraient que quelques minutes.

Nous avons dû re chercher avec soin toutes les circonstances qui pouvaient éclairer le diagnostic de cette maladie, il nous a été impossible d'arriver à quelque chose de satisfaisant ; et comme l'affaiblissement de l'ouïe est la seule conséquence appréciable de cet acte cérébral, nous avons dû en conclure que l'altération qui se révèle par ces symptômes occupe l'appareil auditif interne. (Ménière, (*Gaz. méd.*, 15 juin 1861.)

Obs. III. — Il s'agit de vertiges produits par une maladie de l'oreille interne et attribués à une dyspepsie stomacale.

Un médecin qui nous a fait l'honneur de nous consulter, dit Ménière (*loco citato*), pour une surdité de cette espèce, nous a exposé les vues d'après lesquelles il s'était traité. Avant toute chose, le caractère intermittent des accès fut combattu par le sulfate de quinine, mais celui-ci donnant lieu, le plus souvent, à des bruits acoustiques avec surdité passagère, il fallut bientôt y renoncer, le remède aggravant la maladie. Admettant une dyspepsie comme point de départ des vertiges et des vomissements, notre confrère fit usage de tous les médicaments vantés en pareil cas : toniques, débilitants, ferrugineux, amers, eaux minérales, vésicatoire sur la région épigastrique, etc. ; le tout sans utilité. Croyant alors que l'affection était cérébrale, il s'est fait saigner souvent et copieusement ; il a mis beaucoup de sangsues aux tempes et derrière les oreilles ; mais la débilité générale produite par cette spoliation parut augmenter le mal, et dès lors il supposa qu'il y avait un état cachectique dû à quelques erreurs de jeunesse. Aussitôt l'iodure de potassium fut pris à de fortes doses, les accidents continuèrent. Il pensa alors que l'altération de l'oreille devait être prise en sérieuse considération, et il se fit placer un séton à la nuque, mais sans succès. Enfin le patient, à bout de ressources, voulut recourir aux médecins qui s'occupent des maladies de l'appareil auditif ; il les consulta, se soumit à leur traitement et finit par comprendre que la surdité, suite de la maladie du labyrinthe, n'était pas de celles où l'art peut utilement intervenir. Il en est bien convaincu aujourd'hui et il s'y résigne, cherchant à tirer le meilleur parti possible du peu d'audition qui lui reste.

Voici donc plusieurs faits qui prouvent que le diagnostic des vertiges produits par la maladie de Ménière n'est pas impossible, puisque des médecins instruits l'ont parfaitement établi, et d'autres ont facilement redressé l'erreur commise par d'autres confrères moins expérimentés qu'eux, qui attribuaient à des maladies de l'estomac les vertiges dus à une lésion du labyrinthe.

Ceci bien établi, à savoir que l'on peut commettre des erreurs de diagnostic à propos des vertiges dus à certaines maladies des oreilles, étudions donc les signes différentiels de chacun des vertiges qui peuvent affliger le corps humain, et nous établirons ensuite le diagnotic des vertiges spéciaux à chaque maladie de l'appareil auditif.

A. Le vertige stomacal qui s'accompagne souvent de surdité légère, de bruits et de sifflements dans les oreilles, se trouve lié à des troubles gastriques habituels. Il a été parfaitement étudié par Trousseau dans ses leçons cliniques.

Il y a chez les individus atteints de vertiges de ce genre des douleurs d'estomac, surtout violentes après l'ingestion des aliments ; la pression exercée sur le creux épigastrique la réveille en la faisant souvent se propager jusque dans le dos. Cette douleur est parfois un sentiment de pesanteur, une crampe s'irradiant dans le thorax et l'abdomen. Avec elle et souvent sans elle, le malade éprouve des flatuosités, des éructations acides et de la constipation ou de la diarrhée.

Le vertige stomacal survient parfois pendant l'abstinence, et on le calme alors par une médication tonique. Jamais il ne coïncide avec une atteinte portée brusquement au sens de l'ouïe, comme dans les surdités consécutives à une lésion des parties constituantes de l'oreille.

B. Le vertige produit par une névrose est loin d'être rare.

De nos jours, on l'observe très-fréquemment dans la pratique ; on le rencontre très-souvent chez les individus atteints d'hypocondrie, de mélancolie, de névralgie et chez les femmes hystériques ; il coïncide parfois avec une surdité légère et des bruits de sifflements dans les oreilles ; ces bourdonnements inquiètent d'autant plus les malades, que ceux-ci voyant la finesse de leur ouïe momentanément diminuée, croient à une véritable maladie de l'oreille, et cette erreur vient encore aggraver leur triste état. Pour ma part j'ai souvent rencontré des névropathiques qui étaient même plus incommodés de leurs bourdonnements et de la diminution de l'ouïe que de leur vertige, et qui, prenant l'effet pour la cause, venaient réclamer mes soins pour une lésion de l'oreille, alors qu'ils n'avaient que des lésions nerveuses de l'encéphale ou de l'estomac.

Dans ces cas, les vertiges, les bourdonnements et la surdité sont intermittents, et si l'on examine très-attentivement l'appareil auditif on ne constate aucune lésion matérielle. Ce genre de vertige se rencontre surtout chez les personnes qui ont eu de violents chagrins ou de violents ébranlements du système nerveux. S'ils se présentent chez des sujets d'une forte et robuste constitution, ce sont alors des excès qui, en produisant un trouble général, occasionnent ces étranges symptômes. Enlever aux malades la préoccupation de leur prétendue lésion de l'appareil auditif, et traiter la névrose par l'hydrothérapie, le changement d'air, l'exercice, le régime unis à quelques antispasmodiques, et au bout d'un temps plus ou moins long, la maladie et par suite les vertiges qui n'ont point ici de cause matérielle locale, finiront par cesser complètement......

C. Le vertige des anémiques est non-seulement caractérisé par des éblouissements, des bruissements d'oreilles, mais bien en dehors de l'accès, par une pâleur caractéristique, qui fait que lorque l'accès approche, les tissus semblent, au dire de M. Sée, être exsangues. L'anémique est essoufflé à la moindre marche, n'a pas de surdité, ni de tendance à la rotation pendant ses vertiges.

D. L'épileptique a des vertiges *sui generis* et tombe avec perte de connaissance. Ses mains se crispent de telle manière que le pouce se porte et se fléchit dans le creux de la main ; il y a de l'écume à sa bouche et un trismus considérable, ce qui n'existe pas dans les maladies de l'oreille produisant les vertiges ; il n'y a aussi, dans ces cas, ni bruit de cascade, ni trace de surdité.

Ce qui distingue surtout les vertiges dus à des lésions de l'oreille, c'est la surdité persistante et s'aggravant après chaque vertige et les caractères de bourdonnements ; ceux-ci ne sont souvent perçus que d'une oreille, tandis que dans l'épilepsie ils sont perçus des deux oreilles, et n'ont pas la gravité ni la force de ceux de la maladie *ab aure læsa*.

E. Dans le vertige de cause cérébrale, il y a coloration et aspect vultueux de la face, et non pâleur comme dans les vertiges, suite des maladies de l'oreille, vertiges qui ne sont, dans ce dernier cas, qu'un état syncopal. Il survient souvent de l'hémiplégie à la suite des vertiges cérébraux, ce qui n'existe jamais à la suite du vertige dû à des lésions de l'oreille.

Dans le vertige de la méningite l'abdomen est rétracté ; il y a fièvre et délire, strabisme, convulsions passagères, symptômes qui n'existent pas dans les maladies de l'appareil auditif.

Les cas de vertiges dus aux lésions de l'oreille par traumatisme demandent à être différenciés de la commotion cérébrale à forme légère. Le premier temps est le même dans les deux cas au moment de l'accident : le malade a des éblouissements, des tintements d'oreille ; il éprouve de la défaillance, les jambes fléchissent, la face pâlit et la connaissance l'abandonne pendant quelques instants. Mais la commotion, notez bien cette différence, ne laisse après elle qu'un peu de douleur de tête, du malaise et un certain degré de fatigue, tandis que dans le vertige dû aux maladies de l'oreille, les accès vertigineux se trouvent liés à des troubles auditifs qui durent après les accès.

Tel est en peu de mots le diagnostic différentiel des vertiges indépendants de toute lésion de l'appareil auditif.

Sans doute on a eu et l'on aura encore souvent dans la pratique des mécomptes. Bertrand rapporte l'observation d'un homme atteint de vertiges *ab aure læsa*, qui tantôt était traité comme épileptique, tantôt comme atteint de vertige stomacal ; il cite encore l'observation d'un autre malade dont les vertiges, suite de maladie des oreilles, étaient traités par la quinine et la magnésie. Enfin M. Charcot cite l'observation d'un Américain auquel on donnait du bromure pour le guérir d'une épilepsie qui n'était autre que la maladie de Ménière.

Mais si l'on retient tous les signes que nous venons de faire connaître, et s'il n'existe pas à la fois une maladie de l'estomac et de l'oreille, le diagnostic deviendra plus facile, et le plus souvent on ne confondra plus les vertiges des maladies des oreilles avec ceux produits par les ramollissements cérébraux, les affections de l'estomac, etc., etc.

Cependant il faudra être très-prudent pour affirmer un diagnostic certain d'une maladie de l'oreille, si, avant l'apparition des vertiges, il a existé des symptômes de la diminution de l'ouïe ; il en sera de même dans les cas qui ne sont soumis à notre observation que longtemps après l'invasion du mal, la surdité apoplectiforme, par exemple.

Passons maintenant au diagnostic différentiel des vertiges spéciaux à chaque maladie de l'appareil auditif.

Parce qu'un malade aura des vertiges et les signes d'une lésion de l'appareil auditif, faudra-t-il toujours diagnostiquer une maladie du labyrinthe ? Non, certainement. Il sera nécessaire de rechercher avec le plus grand soin si le malade était sourd avant l'apparition des vertiges. S'il était sourd antérieurement, il ne faudra pas en général diagnostiquer une maladie de Ménière, car c'est le propre de cette étrange maladie de produire des vertiges coïncidant avec une surdité labyrinthique qui commence avec eux et qui va toujours en augmentant, même lorsque les vertiges n'existent plus.

Je suppose maintenant que l'on soit arrivé à diagnostiquer les vertiges dus à une maladie de l'appareil auditif, comment pourra-t-on différencier entre eux les vertiges produits par une maladie du labyrinthe, de la caisse ou du conduit auditif externe ?

Admettons qu'on ait affaire à des vertiges accompagnés de surdité chez un homme jouissant d'ailleurs d'une bonne santé et n'étant atteint ni de dyspepsie, ni d'épilepsie, ni de névrose, etc.

Dans ce cas, on examinera attentivement la trompe d'Eustache, le tympan et le conduit auditif, et si par l'examen direct et par l'otoscopie on ne découvre aucune lésion dans ces deux parties de l'appareil auditif, on en concluera à une lésion du labyrinthe.

Pour qu'une lésion de la trompe ou de la caisse produise des vertiges, il faut que l'air de cette cavité et de ce conduit soit bien raréfié et même absorbé ; la colonne d'air extérieur, pressant seule alors sur la surface externe du tympan, la pousse sur les osselets, l'étrier comprime la fenêtre ovale et les liquides contenus dans le labyrinthe. Aussi dans les cas de vertiges produits par les lésions de la caisse, on verra que le tympan se trouve enfoncé, blanc, laiteux et souvent vascularisé. L'otoscopie démontre que la trompe d'Eustache est oblitérée, puisqu'elle ne permet plus le passage de l'air dans la caisse ; le vertige par rotation étant avec la surdité et les bourdonnements un des signes certains de la maladie du labyrinthe, on ne le rencontrera jamais avec ces caractères dans les maladies de l'oreille moyenne.

Les cas de vertiges, suite de la suppuration aiguë de la caisse, se distingueront toujours de ceux de la maladie de Ménière, par la fièvre et la douleur à l'état aigu, et à l'état chronique, très-souvent par l'écoulement au dehors d'un pus fétide, lorsque le tympan aura été lésé.

Ici encore il faudra être très-prudent dans l'affirmation de son diagnostic, parce que quelquefois les catarrhes de la caisse, se localisant spécialement à la paroi du labyrinthe et aux deux fenêtres, produisent une surdité très-prononcée qui peut se montrer même avec des symptômes évidents d'irritation de l'oreille moyenne, alors que les modifications de la membrane du tympan sont peu prononcées, et que les signes révélés par l'inspection de la muqueuse pharyngienne, par l'otoscopie et par le cathétérisme de la trompe n'existent souvent d'une manière nette qu'au début de l'affection.

Aussi, Politzer a-t-il pu écrire les quelques lignes qui suivent : « On peut exclure une affection de la caisse du tympan et diagnostiquer une maladie du labyrinthe, et cela lorsque les symptômes de la maladie de Ménière se montrent sans prodromes, et avec une grande violence, et lorsque le médecin peut procéder à l'examen de l'oreille peu de temps après l'accident. Si chez un individu dont l'ouïe était antérieurement bonne il survient, avec des symptômes de vertiges ou d'apoplexie, une surdité très-prononcée, de l'incertitude dans la marche, sans symptômes de paralysie dans les autres parties du corps humain ; si, d'un autre côté, l'examen de la membrane du tympan et de la trompe d'Eustache, pratiqué de bonne heure, ne révèle aucune lésion de ces organes, il y a beaucoup de probabilité pour qu'il existe une affection du labyrinthe. »

Enfin, la présence de masses cérumineuses dans les conduits auditifs ou de corps étrangers feront reconnaître les vertiges dus à une lésion du conduit auditif externe. Je vous en ai cité assez d'exemples dans l'article précédent pour n'avoir pas à y revenir en ce moment.

CONCLUSION.

La *surdité* et les *bourdonnements*, s'ils servent à faire différencier les vertiges de l'appareil auditif de ceux produits par les névroses, les dyspepsies, l'épilepsie, les congestions cérébrales et l'anémie, ne sont pas des signes suffisants pour nous faire différencier ensuite les vertiges produits par les lésions de l'oreille interne, d'avec ceux qui ne sont que la conséquence des maladies de l'oreille moyenne ou du conduit auditif externe.

Cela étant admis, on recherchera donc avec les signes indiqués plus haut les maladies locales de l'oreille qui donnent naissance aux vertiges, et on les traitera en conséquence.

Je termine ce travail, qui mériterait sans doute de plus grands développements, pour ne pas abuser de la bienveillance de mes lecteurs et de la rédaction du *Lyon Médical*, qui m'a si généreusement permis de traiter dans son estimable journal une question pratique et scientifique qui n'avait pas encore été explorée dans son ensemble.

On ne dira donc plus aujourd'hui, si l'on accepte ce qui précède, que les vertiges produits par les maladies de l'appareil auditif sont incurables, puisque le traitement de ces symptômes, impuissant contre ceux dus à une maladie du labyrinthe, sera le plus souvent curatif, quand il s'agira de vertiges produits par les lésions de la trompe et de la caisse, ou par la présence de corps étrangers dans les conduits auditifs externes.